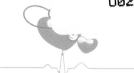

老年心脏瓣膜病、心肌病患者的自我管理与教育

党爱民　总主编

袁建松　王　昊　主　编

中国科学技术出版社

·北　京·

图书在版编目（CIP）数据

老年心血管疾病患者的自我管理与教育. 老年心脏瓣膜病、心肌病患者的自我管理与教育 / 党爱民总主编；袁建松，王昊主编. -- 北京：中国科学技术出版社，2022.8

ISBN 978-7-5046-9631-1

Ⅰ.①老… Ⅱ.①党… ②袁… ③王… Ⅲ.①老年病—心脏血管疾病—诊疗 ②老年病—心脏瓣膜疾病—诊疗 ③老年病—心肌病—诊疗 Ⅳ.①R54

中国版本图书馆 CIP 数据核字（2022）第 094312 号

目 录
CONTENTS

第一部分

心脏瓣膜病患者的
自我管理与教育

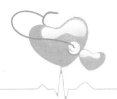

第一章
认识心脏瓣膜病

1. 心脏中有"几室几厅、几扇门"

心脏有右心房、右心室、左心房、左心室四个心腔（两房两室）。心房和心室之间有房室瓣膜装置，右心内的房室瓣叫作三尖瓣，左心内的叫作二尖瓣。右心室和肺主动脉连接之间有肺动脉瓣；左心室和主动脉连接之间有主动脉瓣（四个门）。

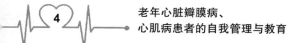

　　右心房与上、下腔静脉相连接，
左心房与肺静脉相连接（图1）。

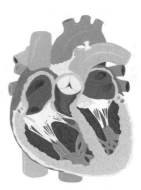

图1　心脏结构

2. 心脏是如何正常运行的

　　心脏舒张期，在房室瓣完全开放，同时主动脉瓣和肺动脉瓣相应严密关闭状态下，位于心室上方的心房内的血流，随着地心吸力而各自流入左、右心室，即充盈左、右心室。心脏收缩期，随着左、右心室的同步强力收缩，在房室瓣严密关闭，而同时主动脉和肺动脉瓣瓣口相应充分开放状态下，右心室内的血流经过肺动脉瓣口射入肺内，而左心室的血流经过主动脉瓣口射入全身各处。血流经肺动脉瓣射入肺内，而后又经肺静脉回到左心房，称为小循环。血流经主动脉瓣射入全身各处，而后又经上、下腔静脉回到右心房，称为大循环。小循环的任务是血液在肺内排出废气（二氧化碳）、携带新鲜氧气。大循环的任务是把体静脉吸收后经肝脏加工的营养物质、水分和小循环过程吸收的新鲜氧气提供全身各处，同时又把血液内的废料和多余水分从肾脏排出体外，把废气（二氧化碳）携带回到右心。总之，心脏是一个封闭式的循环泵，而心脏瓣膜的充分开启和关闭在保证循环泵正常运转中起到活塞样至关重要的单向阀门作用。它们的开放与关闭使血液只能从一个方向流向另一个方向，而不倒流，同时它们的口径又能保持足够多的血流量通过。

3. 什么叫心脏瓣膜病

　　心脏瓣膜病是由多种原因引起的心脏瓣膜狭窄或（和）关闭不全所致的心脏疾病。心脏瓣膜是一种既坚韧又柔软、菲薄、光滑、富有弹性的纤维结缔组织，心脏瓣膜开放时，血液向前流动，心脏瓣膜关闭则可以防止反流，从而保证了心脏内血液的单向流动。正常情况下，心脏瓣膜开放充分，关闭又很严密。任何因瓣膜组织本身或与瓣膜相连的瓣膜装置（包括瓣环、腱索和乳头肌等）的增厚、僵硬、粘连、缩短、沉长、钙化、变性、断裂、穿孔、脱垂、感染后损伤，以及发育不良、畸形等导致瓣膜不能充分开放时，称为心脏瓣膜狭窄。导致关闭不严、漏血、反流时，则称为心脏瓣膜关闭不全或心脏瓣膜反流。心脏瓣膜病即表现为心脏瓣膜狭窄和反流两种形式（图 2）。

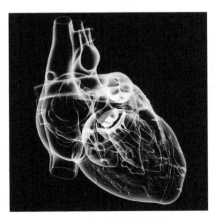

图 2　心脏中的瓣膜

4. 瓣膜病是先天性疾病吗

一般来说，心脏瓣膜病分为先天性和后天性两大类，后天性也叫获得性心脏瓣膜病。临床上绝大多数为后天性心脏瓣膜病。在后天性心脏瓣膜病中，以反复链球菌感染所引起的风湿性心脏瓣膜病（简称为风湿性心脏病或风心病）最为常见。尽管随着居民生活环境的改善，以及青霉素等抗生素的应用，链球菌感染的流行被有效遏止，我国风湿性心脏瓣膜病的发病率已有大幅度下降，黏液样变性及老年瓣膜钙化退行性改变占比上升，但迄今为止，风湿性心脏瓣膜病在我国临床上仍占主要比例，有一种可能的原因是存在链球菌耐药菌株。风湿性心脏瓣膜病患者中，二尖瓣受累者

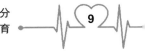
约占 70%，二尖瓣合并主动脉瓣病变者占 20% ~ 30%，单纯主动脉瓣病变占 2% ~ 5%，三尖瓣和肺动脉瓣病变者少见。病变可以累及一个瓣膜，累及两个以上瓣膜的称为联合瓣膜病。

5. 老年人心脏瓣膜病有哪些特点

随着我国人口老龄化趋势日益明显，当前退行性、钙化性心脏瓣膜病的发生率有日益增多的趋势。随着心脏手术的不断发展，过去可能不适合手术的老年患者现在也可以考虑手术治疗。心脏瓣膜病患者若在手术中和围手术期生存，其功能水平和生活质量与年龄相当的一般人群类似，其生存预后也与常人无异。因此，只能对一般状况较好的老年患者考虑手术这一传统观念已逐渐被淘汰，在共存疾病不严重或即使未处理也不会有严重影响的患者中，手术成功率已经有了很大提高。而且，经皮瓣膜介入技术的出现将进一步增加老年患者的治疗选择。例如，对于老年人严重的主动脉瓣病变，除了传统的心外科开胸换瓣手术，还有经皮主动脉瓣置换术（PAVR）这一介入治疗手段可以使用。

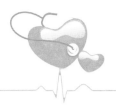

第二章
心脏瓣膜病的诊断治疗

1. 主动脉瓣狭窄的病因、诊断与治疗

（1）主动脉瓣狭窄的病因

主要有先天性病变、退行性变和炎症性病变三种，其中退行性变已成为成人最常见的主动脉瓣狭窄病因。研究显示，65岁以上老年人中有2%患有此病，85岁以上老年人中可达4%。退行性变最终会

演化为瓣膜钙化，由于钙质沉积于瓣膜基底，瓣膜活动受限，主动脉瓣口最终出现狭窄。与冠状动脉钙化类似，高血压、血脂异常、糖尿病、吸烟等都是瓣膜钙化的危险因素，他汀类药物可延缓主动脉瓣钙化狭窄的进展。而先天性病变主要包括主动脉瓣单叶瓣畸形、二叶瓣畸形及三叶瓣大小不等交接融合等。另有少部分患者病因为炎症性病变，主要为风湿热，少见病因为结缔组织疾病。

（2）主动脉瓣狭窄需要做的检查

①心电图：轻度狭窄者心电图正常，中度狭窄者可出现 QRS 波群电压增高伴轻度 ST-T 段改变，严重狭窄者可出现左心室肥厚伴劳损和左心房增大的表现。②胸部正

侧位 X 线片：心影一般不大，形状可略有变化，即左心缘下 1/3 处稍向外膨出；左心房可轻度增大，75%～85% 的患者可呈现升主动脉扩张。在侧位透视下有时可见主动脉瓣膜钙化。③心脏超声：二维超声心动图可见主动脉瓣瓣叶增厚、回声增强，提示瓣膜钙化，瓣叶收缩期开放幅度减小，开放速度减慢；彩色多普勒超声心动图上可见血流于瓣口下方加速形成五彩镶嵌的射流，连续多普勒超声可测定心脏及血管内的血流速度。通过测定主动脉瓣口的最大血流速度，可计算最大跨瓣压力阶差及瓣口面积，从而评估狭窄程度。④相应的血液化验。

1）如果主动脉瓣开口面积小于 $1.0cm^2$，平均跨瓣压力阶差大于 40mmHg 就可以诊断主动脉瓣重度狭窄。

2）对于开口面积小于 $1.0cm^2$，但平均跨瓣压力阶差不到 40mmHg 的患者，可以做小剂量多巴酚丁胺负荷超声心动图检查。如果患者用药后开口面积仍然小于 $1.0cm^2$，但跨瓣压力阶差大于 40mmHg，可以确诊为真性主动脉瓣重度狭窄；如果患者用药后开口面积显著增加，但跨瓣压力阶差增加不多，可以认定为假性主动脉瓣重度狭窄，也就是说，该患者主动脉瓣狭窄不到重度。

3）对于休息状态没有症状的患者，可以通过运动负荷检查，看看患者是否会有相关症状出现。

4）如果主动脉根部有扩张性改变，还需要做主动脉 CT 或磁共振检查；年龄大于 50 岁的患者，需要做冠脉造影检查。

5）如果患者不能做常规主动脉瓣替换手术，需要做介入瓣膜植入术（TAVR），术前常规需要做主动脉根部CT检查。

6）对于没有症状的重度主动脉瓣狭窄患者，建议常规检查心房钠尿肽（ANP），ANP显著增高提示患者病情重，心功能比较差，预后不太好，需要积极进行手术治疗。

（3）主动脉瓣狭窄病变发展速度

1）对于重度主动脉瓣狭窄患者，如果出现胸闷、气短、心前区疼痛或头晕症状，患者发生猝死的可能性会显著增加；如果不及时进行手术治疗，5年生存率仅为15%～50%。

2）没有症状的主动脉瓣重度狭窄患者，出现心源性意外的可能

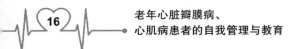

性比较小，一般每年低于 1%。

3）如果患者有以下情况，发生心源性风险的可能性会增加：①年龄较大，有动脉硬化相关风险；②超声心动图提示瓣膜钙化严重，跨瓣压力阶差巨大，左心室射血分数值较低，血流动力学不稳定，活动后压力阶差显著增加，左心室显著增厚，心室收缩、舒张功能异常；③运动负荷检查出现症状，或者血压反应异常，或者心电图 ST 段压低情况；④ ANP 检查结果显著增高。

2. 主动脉瓣关闭不全的病因、诊断与治疗

（1）主动脉瓣关闭不全的病因

主动脉瓣关闭不全是由主动脉瓣膜本身病变或主动脉根部疾病所

致，根据发病缓急可分为急性、慢性两种。

1）急性主动脉瓣关闭不全的病因：包括感染性心内膜炎、主动脉根部或瓣叶及瓣叶支持结构破损、主动脉夹层引起主动脉瓣环扩大或瓣叶撕裂、人工瓣膜撕裂等。

2）慢性主动脉瓣关闭不全的病因：①主动脉瓣本身病变，有风湿性心脏瓣膜病（主动脉瓣关闭不全最常见的病因）、先天性畸形（如主动脉瓣二叶畸形、瓣膜穿孔、瓣膜脱垂等）、感染性心内膜炎（因瓣膜赘生物致使瓣叶破损穿孔，或赘生物介于瓣叶间妨碍开合）、退行性病变（老年退行性钙化主动脉瓣狭窄中，75%合并主动脉瓣关闭不全）、主动脉瓣黏液样变性（可引起瓣叶舒张期脱垂入左心室）。②主动脉根部扩张，有马方综合征（遗传性结缔组织病，常累及骨、关节、眼、心脏和血管，常表现为四肢细长，韧带和关节过伸，晶状体脱位和升主动脉呈梭形瘤样扩张）、梅毒性主动脉炎（炎症破坏主动脉中层，引起主动脉根部扩张，30%的患者可合并主动脉瓣关闭不全）、高血压性主动脉环扩张、特发性升主动脉扩张、强直性脊柱炎、银屑病性关节炎等。

（2）主动脉瓣关闭不全需要做的检查

1）常规检查包括：①心电图：慢性患者常见左心室肥厚伴电轴左偏。如有心肌损害，可出现传导阻滞，房性和室性心律失常。急性患者常见窦性心动过速和非特异性ST-T段改变。②胸部正侧位X线片：慢性主动脉瓣关闭不全者左心室明显增大，向左下增大，心腰加深，升主动脉结扩张，呈"主动脉型"心脏，即靴形心。急性患者心脏大小多正常或左心房稍增大，常有肺淤血和肺水肿表现。③心脏超声：M型超声显示舒张期二尖瓣前叶快速高频的振动；二维超声可显示主动脉瓣关闭时不能合拢；多普勒超声显示主动脉瓣下方全舒张期反流。④相应的血液检查。

2）如果主动脉根部有扩张性改变，还需要做主动脉CT或磁共振检查。

3）年龄大于50岁的患者，需要做冠脉造影检查。

（3）主动脉瓣关闭不全的病变进展

1）对于感染或外伤所致的急性重度主动脉瓣关闭不全，患者病情会进展很快，常出现血压明显下降，甚至发生心源性休克，预后也很不好，需要尽快行外科手术治疗。

2）对于慢性重度主动脉瓣关闭不全患者，如果其出现胸闷、气短、心前区疼痛或头晕症状，若不及时行手术治疗，患者每年的死亡率将高达10%～20%；即使没有症状，如果左心室收缩末径大于50mm，每年患者出现死亡、相关症状及心功能不全的概率在19%左右。

3）对于慢性重度或中度主动脉瓣关闭不全患者，如果没有症状，心功能良好，心室没有明显扩张改变，出现相关不良事件的概率比较小，可以定期复查随诊观察。

4）从预后角度来说，急性重度主动脉瓣关闭不全如不及时手术治疗，常死于左心室衰竭，慢性者有较长的无症状期，一旦症状出现，病情往往迅速恶化，重症患者经内科治疗5年存活率为75%，10年存活率为50%。术后存活者大多有明显的症状改善，左心室功能有所恢复，但恢复程度和远期存活率相比主动脉瓣狭窄患者差。

（4）主动脉瓣关闭不全手术治疗指征

对于主动脉瓣病变已经是重度关闭不全的患者：①如果出现相关症状，需要积极手术治疗（Ⅰ类推荐）；②患者没有症状，如果左心室的EF值低于50%，也需要积极手术治疗（Ⅰ类推荐）；③患者没有症状，左心室的EF值大于50%，如果左心室明显扩张（左心室舒张末径大于70mm或收缩末径大于50mm）也应该行手术治疗（Ⅱa类推荐）；④患者没有症状，但是需要做冠脉搭桥手术、升主动脉替换手术、其他瓣膜手术或其他开心手术时，需要同时替换主动脉瓣膜（Ⅰ类推荐）；⑤如果患者在随诊观察过程中，心脏的各项检查指标在短期内快速恶化，提示患者需要考虑近期行外科手术治疗。

（5）主动脉瓣关闭不全换瓣治疗效果

单纯主动脉瓣替换手术的死亡率在1%～4%。如果患者年龄较大（＞70岁），心功能不太好，或者需要同时做搭桥手术，手术死亡率会有所增加，一般在3%～7%。

手术最重要的危险因素包括：老龄、心功能差、左心室EF值低于50%，以及左心室收缩末径大于50mm。

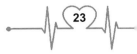
（6）主动脉瓣关闭不全的药物治疗

1）对于有严重心力衰竭准备做手术的患者，可以短期应用血管扩张剂和正性肌力药物改善症状。

2）对于有慢性心力衰竭症状的高血压患者，可以应用 ACEI 或 ARB 类药物改善症状。

（7）主动脉瓣关闭不全患者的随诊

1）对于主动脉瓣轻、中度关闭不全患者，可以每年看一次医生，每 2 年做一次心脏彩超检查。

2）对于重度主动脉瓣关闭不全患者，发现病情早期需要每 6 个月做一次心脏彩超检查；如果病情较重或心脏改变较明显，需要每 6 个月检查一次；如果病情稳定，可以将检查间隔延长到每年做一次。

随访内容应包括临床症状、超声检查左心室大小和左心室射血分数。

3. 二尖瓣狭窄有哪些表现

绝大多数二尖瓣狭窄是风湿热的后遗症，部分患者无风湿热病史，但多有反复链球菌感染所致的上呼吸道感染史。极少数为先天性狭窄或老年性二尖瓣环或环下钙化。风湿热后形成二尖瓣狭窄通常需 5 年以上的时间，多次反复发作的急性风湿热比仅有一次发作出现瓣口狭窄的病理改变要早。多数患者的无症状期可达 10 年以上，故风湿性二尖瓣狭窄一般在 40~50 岁发病，以女性患者居多，约占 2/3。约 40% 的风湿性心脏瓣膜病患者为单纯性二尖瓣狭窄，其余常伴关闭不全。

那么，二尖瓣狭窄有哪些表现呢？

（1）症状

1）呼吸困难：是由肺静脉高压、肺淤血引起的。

早期多在运动、发热、妊娠等心输出量增加时出现。随着病程进展，轻微活动或静息时即可出现呼吸困难，也可出现夜间阵发性呼吸困难，甚至端坐呼吸。阵发心房颤动时，心室率增快，也可诱发呼吸困难。

2）咯血：二尖瓣狭窄患者咯血有以下几种情况：①大咯血：是由严重二尖瓣狭窄，左心房、肺静脉压增高，支气管静脉破裂出血所致，可为二尖瓣狭窄首发症状，多见于二尖瓣狭窄早期。后期因肺静脉壁增厚，以及随着病情进展致肺血管阻力增加和右心功能不全，大咯血发生率降低。②痰中带血或血痰：与支气管炎、肺部感染、肺充血或肺毛细血管破裂有关，常伴夜间阵发性呼吸困难。③肺梗死时咳胶冻状暗红色痰，为二尖瓣狭窄合并心力衰竭的晚期并发症。④粉红色泡沫痰：为急性肺水肿的特征，由毛细血管破裂所致。

3）咳嗽、声嘶：咳嗽可能与患者支气管黏膜淤血、水肿，易患支气管炎，以及左心房极度增大压迫左主支气管或喉返神经有关，多在夜间睡眠或劳动后出现，为干咳无痰或泡沫痰，并发感染时咳黏液样痰或脓痰。

4）体循环栓塞、心力衰竭及心房颤动：可能出现相应临床症状。需要注意的是，血栓栓塞是二尖瓣狭窄的严重并发症，约20%的

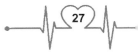

患者在病程中发生血栓栓塞，其中15%～20%的患者由此导致死亡。发生栓塞者约80%伴心房颤动，故合并心房颤动的患者需予以预防性抗凝治疗。

（2）体征

1）二尖瓣面容：二尖瓣狭窄患者比较特异的临床体征是二尖瓣面容，双颧绀红。

2）心音：①二尖瓣狭窄时，如瓣叶柔顺有弹性，在心尖区多可闻及亢进的第一心音，呈拍击样，同时有可能闻及开瓣音，当瓣叶钙化僵硬时，该体征消失。②当出现肺动脉高压时，可闻及第二心音亢进和分裂。

3）心脏杂音：①二尖瓣狭窄的特征性杂音为心尖区舒张中晚期低调的隆隆样杂音，呈递增型，局限，左侧卧位明显，运动或用力呼气可使其增强，常伴舒张期震颤，心房颤动时杂音可不典型。当胸壁增厚、肺气肿、低心输出量状态、右心室明显扩大、二尖瓣重度狭窄时，此杂音可被掩盖，称为"安静型二尖瓣狭窄"。②严重肺动脉高压时，肺动脉及其瓣环的扩张导致相对性肺动脉瓣关闭不全，因而在胸骨左缘第 2 肋间可闻及递减型高调叹气样舒张早期杂音（即 Graham-Stell 杂音）。③右心室扩大时，因相对性三尖瓣关闭不全，可于胸骨左缘第 4、5 肋间闻及全收缩期吹风样杂音。

（3）实验室检查与其他检查

1）X 线检查：后前位及侧位的胸片显示肺静脉压增高导致肺淤血的迹象，肺门增大，边缘模糊，血流均匀地分布在上叶，表现为上肺纹理增多。随着肺动脉压的上升，可能进一步出现 Kerley B 线和蝶翼状阴影。心影显示左心房增大，后前位胸片上右心房边缘的后方有一密度增高影（双心房影），左前斜位可见左心房使左主支气管上抬，右前斜位吞钡可见增大的左心房压迫食管下段。其他还有主动脉弓缩小、肺动脉主干突出、右心室增大、心脏呈梨形。

2）心电图：窦性心律者可见"二尖瓣型 P 波"，提示左心房扩大，QRS 波群示电轴右偏和右心室肥厚表现。病程晚期常合并心房颤动。

3）超声：超声心动图是确诊二尖瓣狭窄最敏感、可靠的方法。M 型超声心动图示二尖瓣前叶呈"城墙样"改变，后叶与前叶同向运动，瓣叶回声增强。通过二维超声可以观察瓣叶的活动度、瓣叶的厚度、瓣叶是否有钙化，以及是否合并其他瓣膜的病变等，从而有利于干预方式的选择。典型者为舒张期前叶呈圆拱状，后叶活动度减少，交界处粘连融合，瓣叶增厚和瓣口面积缩小。超声心动图还可在房室大小、室壁厚度和运动、心室功能、肺动脉压、其他瓣膜异常和先天性畸形等方面提供信息。经食管超声有利于左心耳及左心房附壁血栓的检出。彩色多普勒血流显像可实时观察二尖瓣狭窄的射流，有助于连续多普勒超声的正确定向。连续波或脉冲波多普勒超声能较准确地测定舒张期跨二尖瓣的压力阶差和二尖瓣瓣口面积，其结果与心导管法测定结果具有良好相关性，可较准确地判断狭窄的严重程度。

4. 如何评价二尖瓣狭窄的严重程度? 如何治疗二尖瓣狭窄

评价二尖瓣狭窄的严重程度的指标一般包括瓣口面积、瓣口直径和跨瓣血流压力阶差等。

正常的二尖瓣瓣口面积为 $4 \sim 6cm^2$，瓣口直径为大于 2.0cm，跨瓣压力阶差应接近零。二尖瓣狭窄使左心房压升高，严重狭窄时左心房压需达 $20 \sim 25mmHg$，才能使血流通过瓣口，维持正常的心排出量。但左心房压力升高可导致肺静脉和肺毛细血管压力升高，继而导致肺毛细血管扩张和淤血，产生肺间质水肿，当超过 30mmHg 时，可出现肺泡水肿，出现呼吸困难、咳嗽、发绀等临床表现。

二尖瓣狭窄程度可分为轻、中、重三个等级（表1）。

表1　二尖瓣狭窄程度分级

狭窄程度分级	轻度狭窄	中度狭窄	重度狭窄
瓣口直径（cm）	1.2～1.5	0.8～1.2	＜0.8
瓣口面积（cm^2）	1.5～2.0	1.0～1.4	＜1.0
跨瓣压力阶差（mmHg）	＜10	10～20	＜20

二尖瓣狭窄的治疗如下。

（1）一般治疗

风湿热是二尖瓣狭窄的主要病因，因而推荐预防性抗风湿热治疗，长期甚至终生使用苄星青霉素。如果患者存在肺淤血导致的呼吸困难，应减少体力活动，限制钠盐摄入，

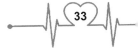

间断使用利尿药。尽管二尖瓣狭窄患者无症状期和有轻度症状的时期持续较长，但急性肺水肿可能突然发生，当突然出现呼吸困难急剧加重时，应当及时就诊，否则可能危及生命。

（2）并发症的处理

1）大量咯血：应取坐位，同时使用镇静剂及静脉使用利尿剂，以降低肺动脉压。

2）心房颤动：急性快速性心房颤动因心室率快，舒张期充盈时间缩短，导致左心房压力急剧增加，同时心输出量减低，因而应立即控制心室率。可先静脉注射洋地黄类药物，如效果不满意，可静脉注射地尔硫䓬或艾司洛尔。慢性心房颤动患者应争取介入或手术解决狭窄，在此基础上对于心房颤动病史＜1

年，左心房内径小于 60mm，且无窦房结或房室结功能障碍者，可考虑电复律或药物复律。成功复律后，需长期口服抗心律失常药物，以预防复发。二尖瓣狭窄合并心房颤动时，极易发生血栓栓塞。若无禁忌，无论是阵发性还是持续性心房颤动，均应长期口服华法林抗凝。

（3）手术治疗

常用的介入和手术治疗方法如下。

1）经皮球囊二尖瓣成形术：仅适用于单纯二尖瓣狭窄患者。将球囊导管从股静脉经房间隔穿刺跨越二尖瓣，充盈球囊以分离瓣膜交界处的粘连融合，从而扩大瓣口。术后症状和血流动力学立即改善，严重并发症少见。

2）二尖瓣分离术：分为闭式和

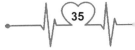
直视式两种，闭式已很少使用，直视式适用于瓣叶严重钙化、病变累及腱索和乳头肌、左心房内有血栓者。手术效果肯定，死亡率小于2%。

3）人工瓣膜置换术：适用于严重瓣叶和瓣下结构钙化、畸形者，不宜做经皮球囊二尖瓣成形术或分离术者，以及二尖瓣狭窄合并明显二尖瓣关闭不全者。人工瓣膜置换术手术死亡率（3%~8%）和术后并发症发生率均高于分离术。但术后存活者，心功能恢复较好。

5. 二尖瓣关闭不全（二尖瓣反流）的病因、表现与治疗

（1）二尖瓣关闭不全的病因

二尖瓣结构包括瓣叶、瓣环、腱索、乳头肌四部分，正常的二尖

瓣功能有赖于这四部分及左心室结构和功能的完整性，其中任何一个或多个部分发生结构异常或功能失调均可导致二尖瓣关闭不全出现，当左心室收缩时，血液反向流入左心房。二尖瓣关闭不全的原因主要为风湿热，随着心脏瓣膜病手术治疗的开展及尸检资料的累积，发现风湿性单纯性二尖瓣关闭不全占全部二尖瓣关闭不全的比例逐渐在减少。非风湿性单纯性二尖瓣关闭不全的病因，以腱索断裂最常见，其次是感染性心内膜炎、二尖瓣黏液样变性、缺血性心脏病（可能与左心室整体收缩功能异常、左心室节段性室壁运动异常和心肌梗死后左心室重构有关）等。

（2）二尖瓣关闭不全的表现

1）急性二尖瓣关闭不全：轻

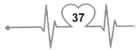
者可仅有轻微劳力性呼吸困难，重者可很快发生急性左心衰竭，甚至发生急性肺水肿、心源性休克。

2）慢性二尖瓣关闭不全：这类患者的临床症状轻重取决于二尖瓣反流的严重程度及关闭不全的进展速度、左心房和肺静脉压的高低、肺动脉压力水平及是否合并有其他瓣膜损害和冠状动脉疾病。轻度二尖瓣关闭不全者可以持续终生没有症状；程度较重的二尖瓣关闭不全患者，由于心排出量减少，可表现为疲乏无力、活动耐力下降；同时，肺静脉淤血导致程度不等的呼吸困难，包括劳力性呼吸困难、静息性呼吸困难、夜间阵发性呼吸困难及端坐呼吸等。发展至晚期则出现右心衰竭的症状，包括腹胀、食欲缺乏、肝脏淤血肿大、水肿和胸、腹腔积液等。合并冠状动脉疾病的患者因心排血量减少，可出现心绞痛。

（3）二尖瓣关闭不全的检查

1）X线检查：轻度二尖瓣关闭不全者，无明显异常发现。严重者左心房、左心室明显增大，可见左心房推移压迫食管，左心衰竭者可见肺淤血及肺间质水肿征象。晚期可见右心室增大，二尖瓣环钙化者可见钙化阴影。

2）心电图：轻度二尖瓣关闭不全者的心电图可正常。严重者可有左心室肥厚和劳损。慢性二尖瓣关闭不全伴左心房增大者多伴心房颤动，如为窦性心律，则可见P波增宽且呈双峰状，提示左心房增大。急性者心电图一般正常，有时可见窦性心动过速。

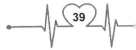
3）超声：脉冲多普勒超声可于收缩期在左心房内探及高速射流，从而确诊二尖瓣反流。彩色多普勒血流显像诊断二尖瓣关闭不全的敏感性可达100%，并可对二尖瓣反流进行半定量。标准为：若反流局限于二尖瓣环附近为轻度，达到左心房中部为中度，直达心房顶部为重度。

（4）二尖瓣关闭不全的治疗

一般来说，二尖瓣轻度或轻中度关闭不全不会有症状，进展也比较慢，每年或每2~3年查一次心脏超声即可，不必手术。中度及以上关闭不全应根据病因分成非风湿性及风湿性两类。对于非风湿性二尖瓣关闭不全，中度及以上二尖瓣关闭不全进展明显加快，如果不做手术会发展至严重心力衰竭而影响生活质量和寿命。如果早期手术瓣膜病变还不太严重，能够明显增加修复的可能性，且修复比起换瓣术的术后风险更低、生存期更长，并可减少再发生心力衰竭和血栓栓塞的可能性，因此建议非风湿性二尖瓣中度及以上关闭不全者应尽早手术。而风湿性二尖瓣关闭不全情况稍复杂，主要原因是风湿性二尖瓣关闭不全修复的成功率比较低，即使修复成功，修复远期效果也稍差，相当部分患者还需要再次进行手术换瓣。所以，如果对生活质量要求比较高，而且愿意承担再次手术风险的患者可以早点手术，在中度关闭不全时手术；反之，如果对生活质量要求不高，又不愿意承担再次手术风险的人就可以等到二尖瓣重度关闭不全时再手术，不过这时手术

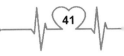

就是换瓣，生活质量也会降低一些。

那么，如何区别风湿性二尖瓣关闭不全和非风湿性二尖瓣关闭不全的问题呢？一般来说，风湿性二尖瓣关闭不全多数人在 5 ~ 15 岁时有反复嗓子痛的病史，部分人有反复关节痛的病史，而且风湿性二尖瓣关闭不全和非风湿性二尖瓣关闭不全的心脏超声表现也各有特点，需要有经验的医生仔细鉴别。

有关二尖瓣关闭不全患者的预后方面，急性严重反流伴血流动力学不稳定者，如不及时进行手术干预，死亡率极高，慢性二尖瓣关闭不全患者，可在相当长一段时间内无症状，然而一旦出现症状则预后差，多数患者术后症状和生活质量会得到改善，较单纯内科治疗预后更好。

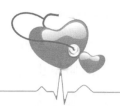

第三章
心脏瓣膜病术后一周的注意事项

1）患者气管插管拔除后6小时后可少量饮水（有呛咳者时间可适当延迟），胃肠蠕动后（肠鸣音正常）可进流食，术后12～18小时后基本可正常进食。

2）术后1～2天，建议患者坐在床边或沙发上做少量适应性活动后再逐步离床活动，活动量要循序渐进。早期下地活动能促进血液循环，并预防血栓和肺炎的发生。住院时间的长短取决于患者的恢复情

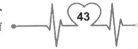

况，一般 7 ～ 10 天可以出院，具体时间因人而异。

3）手术一般是经胸骨正中切口完成的，术后胸骨用钢丝固定。但随着患者的呼吸，胸骨会有微弱的活动，特别是咳嗽时，胸骨之间的活动度增加。因此，术后咳嗽排痰时，建议使用胸带并用双手按压胸部切口以减少胸骨的震动，预防胸骨愈合不良。如果切口感觉不适，可给予适当局部热敷。

4）术后当身体直立或坐位时，建议胸部尽可能挺起，将两肩稍向后，以免伤口复合瘢痕形成、失去弹性后，造成挺直胸部时胸部有被勒紧的感觉。

5）若伤口愈合良好，建议拆线 1 周后用碘伏或清洁的水清洗伤口，切记保持伤口干燥。

6）当患者从椅子上站起或起床时，可以用手臂保持平衡，但两臂不要用力撑椅子扶手或床垫。

7）心脏瓣膜手术后需要口服华法林抗凝治疗。一般将国际标准化比值（INR）控制在 1.8～2.5。为检测患者的 INR 是否达标，开始几周可能需要每 2～3 天抽血复查一次，待 INR 稳定后，每 1～2 周复查一次即可。

8）饮食应从流食逐渐过渡到半流食至普食，患者应进食一些高蛋白质、低盐、低脂、促进胃肠功能恢复的饮食，如酸奶、肉粥、香蕉等，并注意控制饮水。

9）少食含维生素 K 较高的食物，如菠菜、芥菜、西蓝花、青萝卜、海藻、紫菜、海带、绿茶等，注意有无呕血、柏油样大便、牙龈

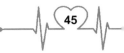
出血等情况，发现后及时告知医生
（图 3）。

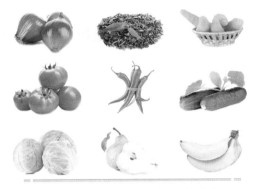

图 3　部分富含维生素 K 的食物

10）切记按时按量规律服药。

11）按照术前练习进行呼吸训练与运动康复。

12）关注自身的睡眠情况、营养状况及情绪变化等，如有需要，请及时求助医生。

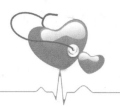

第四章
心脏瓣膜病使用华法林抗凝的注意事项

　　药物及食物均会影响华法林的抗凝效果。当同时服用增强华法林抗凝效果的药物及食物时，需在检查凝血功能的情况下适量减少华法林的用量；当有明显减少华法林抗凝效果的药物及食物时，需避免这些药物及食物，或者根据凝血功能检查调整华法林的用量。

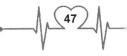
1. 西药影响

（1）增强华法林抗凝作用的药物

乙醇、胺碘酮、促进合成代谢的类固醇、西咪替丁、氯贝丁酯、磺胺甲基异噁唑、红霉素、氟康唑、异烟肼（600mg/d）、甲硝唑、咪康唑、奥美拉唑、保泰松、吡罗昔康、普罗帕酮、普萘洛尔、磺吡酮、对乙酰氨基酚、水合氯醛、环丙沙星、右丙氧芬、双硫仑、伊曲康唑、奎尼丁、苯妥英、他莫昔芬、四环素、流感疫苗、阿司匹林、丙吡胺、5-氟尿嘧啶、酮洛芬、洛伐他汀、莫雷西嗪、萘啶酸、诺氟沙星、氧氟沙星、右丙氧酚、舒林酸、托美丁、局部用的水杨酸盐类、头孢菌素、头孢唑林、吉非罗齐、肝素、吲哚

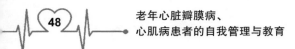
美辛和磺胺异噁唑。

（2）减弱华法林抗凝作用的药物

巴比妥酸盐、卡马西平、氯氮䓬、考来烯胺、灰黄霉素、萘夫西林、利福平、硫糖铝、富含维生素 K 的食物、大量食用酪梨、硫唑嘌呤、环孢素、阿维 A 酯、曲唑酮和双氯西林。

（3）对华法林抗凝作用无影响的药物

制酸剂、阿替洛尔、布美他尼、依诺沙星、氟西汀、酮咯酸氨丁三醇、美托洛尔、地尔硫䓬、烟草和万古霉素。

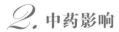

2. 中药影响

部分中药也可能影响华法林的

抗凝作用，示例如下。

（1）增强华法林抗凝作用的中药

银杏、大蒜、当归、小白菊、生姜、甘草、丹参、川芎、红花、桃仁、益母草、姜黄、莪术、水蛭、肉桂、乳香、延胡索、郁金、虎杖、荆三棱、鸡血藤、赤芍、王不留行等。

（2）减弱华法林抗凝作用的中药

人参、西洋参、地榆、蒲黄、白芨、血余炭、藕节、小蓟、侧柏、龙牙草、仙鹤草、棕榈、茜草、苎麻、白茅根、槐角、刺儿菜等。

3. 食物影响

（1）增强华法林抗凝作用的食物

大蒜、生姜、葡萄柚、芒果、鱼油等。

（2）减弱华法林抗凝作用的食物

豆奶、海藻、人参、西洋参、甘蓝、菠菜、韭菜、油菜、大白菜、胡萝卜、蛋黄、猪肝、绿茶等。

（3）对华法林抗凝作用影响较小的蔬菜

芹菜茎、萝卜、菜花、黄瓜（瓜皮除外）、番茄。

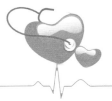

第五章
心脏瓣膜病术后饮食

1. 忌烟酒

每天的进食量要保持稳定，避免暴饮暴食或过分忌食。营养要均衡，饮食结构搭配合理，严禁吸烟酗酒，避免辛辣刺激的食物（图4）。

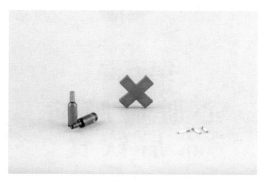

图 4　心脏瓣膜病术后忌烟酒

2. 限食盐量

　　心脏瓣膜置换术后康复期应适当限制主食、盐、糖及脂肪，每日盐的食入量应不超过 6 克，盐分摄入过多可加重心脏负担。限制水分摄入，在三餐以外，另加少量点心、水果等。

3. 忌维生素 K

维生素 K 含量较高的食物可能影响抗凝药物的疗效，包括菠菜、芥菜、西蓝花、青萝卜、海藻、紫菜、海带、绿茶等，在平时饮食中，上述食物的分量应保持固定。

4. 荤素均衡

饮食对于心脏瓣膜病是辅助手段。不是一味地只吃蔬菜就有益健康，荤素搭配才能均衡营养供应。

5. 进食易消化食物

饮食宜清淡，多进食富含蛋白质、维生素及高热量、易消化的饮食，如鱼、肉、蛋、奶等；少食多

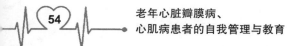
餐，多吃蔬菜和水果；心功能不全者应低盐饮食，并限制水分摄入。

6. 不可缺餐

每日三餐一定不可少，一些主食，如馒头、米饭、包子等对术后患者是最好的营养品。每天主食应在 150g 以上。

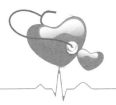

第六章
心脏瓣膜病术后注意事项

1. 术后 3 个月内，充分休息

一般情况下，换瓣手术后 1 周，患者即可出院。回家以后，患者一般需休养 3～6 个月。术后 3 个月内（术后早期）是恢复手术创伤、稳定各系统和器官的关键时期。

2. 术后 3～6 个月，逐渐恢复常态

若恢复顺利、无并发症发生，患者可于术后 3 个月起，循序渐进地增加活动量（以无心慌、气短为度），直至逐渐恢复到正常的工作、生活状态。在康复过程中，患者应时刻保持愉快的心情和乐观积极的心态，不要急躁，也不要过分焦虑。同时，也不要因一时兴起或急于求成猛然增加活动量或工作，以免造成心功能损害。

3. 饮食清淡，戒烟戒酒

出院后，患者可根据个人的饮食习惯逐步恢复至正常饮食，适当加强营养，以促进伤口愈合。当然，

加强营养并不代表天天吃山珍海味或狂吃补品，而是要多吃有营养、易消化的食品，如瘦肉、鱼、鸡蛋、水果和时令蔬菜等。换瓣患者一般无特殊忌口，但由于部分食物（如菠菜、番茄、鲜豌豆、猪肝等）富含维生素 K，可能会干扰抗凝治疗，故应避免大量食用。另外，为避免加重心脏负担，患者不要吃太咸的食物，绝对不能酗酒和吸烟。心功能较差的患者还应限制饮水量，不要进食大量稀饭和汤类。

4. 遵医嘱服药，不擅自停药

由于大多数换瓣患者都存在一定程度的心功能损害，而手术对其脆弱的心脏而言无疑是一次沉重的打击。为保护和改善心功能，患者在术后不能骤然停药，应严格遵医嘱服用地高辛、呋塞米、螺内脂、硝酸异山梨酯等强心利尿、扩血管药物。同时，患者还应密切留意自己的尿量变化，观察是否有水肿或四肢沉重感，还要监测脉搏，若脉搏小于每分钟 60 次，应暂停服用地高辛。一般来说，患者在术后需服药 3 个月，以后可根据复查情况在医生指导下逐渐减少药量。停药前，患者一定要去医院复查，绝不能擅自停药。

5. 坚持抗凝治疗，监测凝血指标

人工瓣膜主要有两种，一种是生物瓣，一种是机械瓣。由于人工瓣膜对心脏而言是一种"异物"，血液容易在人工瓣膜上凝固，进而导致血栓栓塞（如脑梗死）或人工瓣膜功能障碍。因此，所有换瓣患者都需要进行抗凝治疗。一般来说，换生物瓣的患者需口服阿司匹林和氯吡格雷6个月，以后可逐渐停药。换机械瓣的患者和有心房颤动的患者，需终生服用抗凝药物（华法林）。

换瓣术后的抗凝治疗至关重要，是一项长期而细致的任务。如果抗凝治疗不当，容易引发血栓栓塞（抗凝不足）或出血（抗凝过度），严重时会危及患者生命。服用华法林的患者应定期去医院检查凝血功能指标。若凝血酶原时间的 INR 为 2～3，说明药量合适；若 INR＜2，说明药量不足，需要加药；若 INR＞3，说明药量过大，需要减量。通常情况下，抗凝治疗应在术后第二天开始。医生会根据每天测得的凝血酶原时间，让患者服用一定剂量的华法林。

6. 留意康复状况，定期去医院复诊

换瓣术后，患者应定期去医院复查，以便医生及时了解恢复情况，调整治疗方案。需要提醒的是，患者在出院后一定要保管好出院小结。复查时，患者应带好出院小结和各项检查报告，如X线胸片、心电图、化验单等，并向医生详细介绍自己的恢复情况，如目前的活动量（能上几层楼，能行走几千米路等）；能从事的工作和体力活动，平时有什么不适症状；饮食情况，每日尿量；最近是否去医院检查过，检查结果

如何，目前在吃什么药，用量和服用方法怎样等。以便医生全面评估现阶段病情，指导下一步治疗。一般来说，术后半年、一年及以后每年，都需要复查超声心动图，以便了解心功能恢复情况和人工瓣膜的功能状况。

以下 8 种情况是病情加重的信号。

1）身体任何部位的感染。

2）不明原因的发热。

3）突然发生的呼吸急促，明显的心慌、气短，或咳泡沫血痰。

4）体重突然增加，水肿或脚踝肿胀。

5）有皮下出血、血尿等出血症状。

6）巩膜及周身皮肤出现黄染。

7）发生新的心律失常。

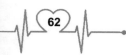

8）突发脸部麻木，暂时失明或单眼视力丧失，一侧肢体麻木、运动障碍，突然晕厥，肢体疼痛、发绀、苍白等。

我国是风湿性心脏瓣膜病高发国家之一。风湿性心脏瓣膜病最常累及心脏瓣膜，会损害心脏功能。随着病程进展，病情会逐渐加重，患者最终将不可避免地丧失劳动能力，甚至危及生命。因此，一旦确诊为心脏瓣膜病，患者应尽可能在心功能尚未受到严重损伤前进行手术治疗，单靠药物治疗不能解决根本问题。目前，瓣膜替换手术已经非常成熟。当然，为保证手术效果和安全，患者应选择有丰富心脏外科手术经验的大医院或心脏中心做手术。

第二部分

心肌病患者的
自我管理与教育

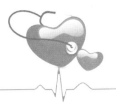

第一章
认识心肌病

1. 什么是心肌病

心肌病是指伴有心功能障碍的心肌疾病，是指除风湿性、冠状动脉型、高血压型、肺源性和先天性心脏病以外的以心肌病变为主要表现的一组疾病。心肌疾病约占心脏病总体的5%。心肌病由不同病因引起，以遗传性病因为主。病变可局限于心脏本身，即原发性心肌病；也可由全身系统性疾病引起，即继

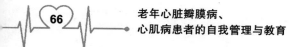
发性心肌病。

2. 心肌病分类

心肌病是以病理生理学、病因学、发病因素为基础进行分类的。主要分为 4 型：扩张型心肌病、肥厚型心肌病、限制型心肌病和致心律失常型右心室心肌病。

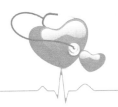

第二章
不同类型心肌病的病因、临床表现和注意事项

1. 扩张型心肌病的发病特点

扩张型心肌病是心肌病中最常见的类型。主要特征是单侧或双侧心腔扩大，心肌收缩功能减退，伴或不伴有充血性心力衰竭（又称充血型心肌病）。常伴有心律失常（室性或房性心律失常多见），病

死率较高。以 30~50 岁男性多见。男女比例为 2.5∶1。我国发病率为（13~84）/10 万。

本病的病因迄今未明，目前认为可大概分为三类。第一类为家族遗传性，其亲属中有类似的心肌病患者。遗传学研究发现，这些患者有基因突变的证据。第二类为继发性，包括病毒、细菌、真菌等病原体感染；乙醇、化疗、药物、微波等理化因素损伤；系统性红斑狼疮等自身免疫性疾病；微量元素（硒）缺乏等代谢性因素；甲状腺疾病等内分泌异常。第三类为特发性，有1/3~1/2 的患者找不到明确的病因，需要完善各项检查，排除其他疾病后作出诊断。

2. 扩张型心肌病的病程分期症状

各年龄段均可发病，但以中年居多，病程可分为三个阶段。

（1）无症状期

心脏可有轻度扩大（心功能代偿期），多因体检或直系亲属发现扩张型心肌病时发现。

（2）有症状期

患者出现极度疲劳、乏力、心悸及气促等症状，表现为日常或较重的体力活动，如快走、上楼、爬山时出现胸闷气短、心悸乏力、呼吸困难等症状，休息后可自行缓解。部分患者可有夜间阵发性呼吸困难，表现为夜间睡眠时，突然因胸闷、气短而憋醒，合并急性左心衰竭时咳粉红色泡沫痰。

（3）晚期

患者出现端坐呼吸等左心功能不全表现，肝大、食欲减退、胸腔积液、腹水、下肢水肿等右心功能不全表现。除此以外，患者可有因心律失常导致的心悸、头晕、黑蒙、晕厥等症状。合并心房颤动时，可在心脏形成附壁血栓，血栓脱落，可造成体循环动脉栓塞，引起相应脏器症状，如面瘫及四肢感觉运动异常（可见于脑栓塞），突发剧烈腹疼（可见于肠系膜动脉栓塞）等。

3. 扩张型心肌病做检查时的异常表现

（1）X线检查

心影扩大，心胸比大于50%，常伴有肺水肿、肺淤血、肺动脉高压、胸腔积液等征象。

（2）心电图

几乎所有扩张型心肌病患者心电图均可见异常。可出现心房颤动、房室传导阻滞等各种心律失常，以及 ST-T 段异常、低电压和病理性 Q 波。其中 40% 的患者合并心房颤动，左、右束支传导阻滞较为常见，QRS 波增宽提示预后不良。如果出现病理性 Q 波，需要与陈旧性心肌梗死鉴别。

（3）超声心动图

超声心动图是诊断和评估扩张型心肌病最常用的重要手段。早期可仅仅表现为左心室轻度扩大，后期各心腔均有扩大，以左心室扩大最为明显。室壁运动普遍减弱，心肌收缩功能下降。由于心脏明显扩大，二尖瓣、三尖瓣出现关闭不全，在彩色多普勒超声上可见反流信号。

（4）其他检查

心脏磁共振对于心肌病的病因及预后评估都有很高的价值，表现为以左心室扩大为主，左心室壁厚度变薄，左心室射血分数降低，可通过这些表现与心肌致密化不全、致心律失常型右心室心肌病相鉴别。如果出现心肌纤维化，常提示心电不稳定。如果患者具有冠心病的危险因素，如40岁以上男性或绝经后女性，高血压、糖尿病、高脂血症患者，有长期吸烟史的患者，冠状动脉CT或造影检查有助于明确是否合并冠脉病变（图5）。

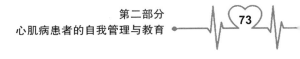

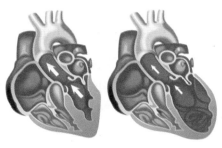

正常心脏　　　扩张型心肌病的心脏

图 5　扩张型心肌病的心脏结构变化

4. 扩张型心肌病的治疗

（1）控制诱因

包括避免劳累、饮水过多、进食过饱、心理紧张，避免便秘和用力大便，戒烟限酒，治疗高血压、高脂血症、内分泌疾病或自身免疫性疾病，纠正肥胖，避免突然停用治疗慢性心力衰竭的药物，避免感染等。

（2）药物治疗

一旦出现辅助检查结果提示心脏扩大、收缩功能损害，即使没有出现心力衰竭的临床表现也要开始药物治疗。

1）血管紧张素转换酶抑制剂（ACEI）或血管紧张素受体拮抗剂（ARB）。ACEI包括福辛普利、依那普利、卡托普利等，ARB包括氯沙坦、缬沙坦、厄贝沙坦、替米沙坦等。所有左心室射血分数（LVEF）<40%的患者，如果没有高钾血症、肾动脉狭窄、妊娠等禁忌证，均应使用ACEI，如不能耐受（如干咳），可考虑使用ARB。不推荐同时服用ACEI和ARB两种药物。

2）盐皮质激素受体拮抗剂（MRA）：包括依普利酮和螺内酯，属于利尿剂的一种，在改善胸闷、气短、水肿等症状的同时不降低血钾，可用于肾功能无严重受损的患者，可以 MRA+ACEI 或 MRA+ARB合用，但不推荐三者合用。服用时应密切监测电解质水平。

3）β受体阻滞剂：包括美托洛尔、比索洛尔、卡维地洛等药物。所有 LVEF＜40% 的患者，如果没有哮喘、心动过缓、房室传导阻滞等禁忌证，均应使用。从小剂量开始，逐渐加量，可以和上述药物合用。

4）其他药物：呋塞米、氢氯噻嗪等利尿剂。可改善水肿及呼吸困难症状，但可使血钾降低。对于心率过快且对β受体阻滞剂不能耐受的患者，可加用伊伐布雷定降低心率。对于心房颤动合并心力衰竭的患者，洋地黄类药物可减慢心室率，但可能对远期预后无明显改善。

此外，可以适量应用改善心肌代谢的药物，如辅酶 Q10、维生素 C 等。

（3）器械或外科治疗

1）心脏再同步化治疗（CRT）：通过置入带有左心室电极的起搏器，同步起搏左、右心室使心室的收缩同步化，对部分心力衰竭的患者有显著疗效，需要在药物治疗的基础上使用。

2）内科治疗无效的患者，可以考虑心脏移植，在专业医生的指导下评估心脏移植的获益与风险。在过渡到心脏移植前，可以使用心脏机械循环支持。

5. 肥厚型心肌病的发病特点

肥厚型心肌病是一种遗传性心肌病，以室间隔非对称性肥厚为解剖特点。根据左心室流出道有无梗阻可分为梗阻性和非梗阻性肥厚型心肌病。人群患病率约为 200/10 万。本病预后差异很大，不少患者症状轻微，寿命可接近于正常人。此外，本病是青年人发生猝死的首位心脏疾病，以左心室或右心室肥厚为特征，常为不对称肥厚并累及室间隔，少数可进展为终末型心力衰竭。多有明显的家族史，为常染色体显性遗传疾病。

6.肥厚型心肌病的临床表现

（1）症状

起病多缓慢，部分患者可无自觉症状，在体检或猝死时发现。患者最常见的症状是劳力性呼吸困难和乏力，夜间阵发性呼吸困难较为少见。约 1/3 的患者可有劳累后心前区痛。对于严重流出道梗阻的患者，可在起立或运动时出现头晕、昏厥、意识丧失。晚期可出现水肿、食欲减退、端坐呼吸等全心衰竭等表现。

（2）体征

心浊音界向左扩大，听诊闻及胸骨左缘第 3~4 肋间或心尖部闻及收缩中、晚期粗糙的吹风样杂音对于诊断有重要意义。含服硝酸甘油、应用强心药，做瓦尔萨尔瓦（Valsalva）动作，如憋气、按摩颈动脉窦、将双手置于冰水中，可使杂音增强。服用 β 受体阻滞剂、取蹲位等可使杂音减弱。

（3）X 线检查

有些患者呈正常表现，心脏大小与左心室流出道压力阶差成正比。

压力阶差越大,心脏越大。心影左缘明显突出,提示左心室心肌大块肥厚。主动脉和肺动脉段多无明显突出,肺淤血大多较轻,常见二尖瓣钙化。

（4）心电图

仅有 15%～25% 的患者心电图完全正常。最常见表现是左心室肥大,ST-T 段改变,胸前导联出现巨大倒置的 T 波。20%～50% 的患者可出现窄而深的异常 Q 波,反映不对称性室间隔肥厚,需要与心肌梗死相鉴别。此外,也可合并多种类型心律失常,包括心房扑动、心房颤动、多发性室性期前收缩,部分患者合并预激综合征。

（5）超声心动图

对本病诊断具有重要意义,可显示出左心室壁及室间隔的非对称性肥厚，部分患者可有显著流出道压力阶差增高，二尖瓣前叶在收缩期前移（SAM现象）。随着病情的进展，可出现左心室腔缩小、流出道狭窄、左心室舒张功能障碍等超声表现。需要注意的是，室间隔厚度未达标准（舒张期15mm）不能完全排除本病诊断，静息状态下无流出道梗阻需要评估激发状态下的情况。另外，部分患者心肌肥厚局限于心尖部，尤其是前侧壁心尖部，容易漏诊。

（6）核素心肌扫描

目前，核素心肌灌注显像在肥厚型心肌病诊治中显示了一定价值，可直接确定室间隔和游离壁的相对厚度。核素心血池心室显影不仅可评估室间隔和左心室形状，也可评估其运动。可显示室间隔增厚，左心室腔缩小。

（7）心脏磁共振检查

对于肥厚型心肌病的诊断与评估极为有用。常用于超声心动图检查难以确诊的患者，尤其适用于有心尖肥厚者。可明确显示流出道梗阻和收缩期二尖瓣前向运动。

（8）心导管检查

由于无创检查足以满足肥厚型心肌病的诊断，故心导管检查并非首选。当合并冠心病或需安装起搏器，经皮室间隔消融及外科手术治疗时，则需心导管检查。本病可有心室舒张末期压增高。左心室流出道梗阻者在心室腔与流出道间有收缩期压力阶差（图6）。

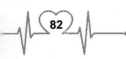

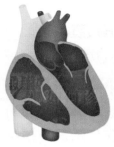
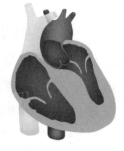

正常的心脏　　　肥厚型心肌病的心脏

图6　肥厚型心肌病的心脏结构变化

7. 肥厚型心肌病的治疗

（1）药物治疗

药物治疗是本病治疗的基础。针对流出道梗阻的药物主要有β受体阻滞剂（美托洛尔、比索洛尔）及非二氢吡啶类钙离子拮抗剂（维拉帕米）：通过减慢心率，减轻流出道肥厚心肌的收缩，缓解梗阻，增加心搏量，并可治疗室性心律失常。

疾病后期出现心力衰竭时，可以选择 ACEI、ARB、β 受体阻滞剂、利尿剂等药物。此外，对于并发心房颤动患者，如非禁忌，应使用口服抗凝剂。

（2）有猝死风险的患者应植入埋藏式心电复律除颤器（ICD）

预测高危风险的因素包括：曾经发生过心搏骤停、一级亲属中有一或多个肥厚型心肌病猝死史、左心室严重肥厚（≥30mm）、左心室流出道高压力阶差、24 小时动态心电图检查发现反复非持续室性心动过速、运动时出现低血压、运动时发生不明原因晕厥等。

（3）重度梗阻性肥厚型心肌病患者

1）外科：左心室流出道心肌切开术或室间隔肥厚心肌切除术。

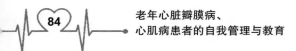

2）介入：经皮室间隔心肌消融术。

8. 肥厚型心肌病患者应注意哪些身体变化

（1）呼吸困难

90% 有症状的患者会出现呼吸困难。多在劳累后出现，严重者呈端坐呼吸或夜间阵发性呼吸困难。其原因为左心室顺应性降低，舒张末期压升高，继而出现肺静脉压升高，肺淤血。若室间隔肥厚伴发尖瓣关闭不全可加重肺淤血。

（2）心前区疼痛

大约 3/4 的患者会出现心前区疼痛。常于劳累后出现，类似心绞痛，可典型或不典型，含服硝酸甘油后症状加重。主要由肥厚心肌需氧增加而冠状动脉供血相对不足，以及心室壁内压力增高，室壁内冠状动脉受压冠状动脉血流减少等多种因素所致。

（3）头晕与晕厥

多在活动时发生，心率加快使原已舒张期充盈欠佳的左心室舒张期进一步缩短，使充盈不足加重，心输出量减少，致血压下降。此外，活动或情绪激动时，交感神经兴奋使肥厚的心肌收缩加强，加重流出道梗阻，使心输出量锐减，从而引起症状。

（4）乏力、心悸

患者常常感觉心跳剧烈，可能由心功能减退或心律失常所致。

（5）心力衰竭

多见于晚期患者，由于心肌顺应性降低，心室舒张末期压力显著

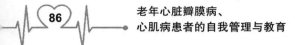

增高，继而心房压升高，且常合并心房颤动。晚期患者心肌纤维化广泛，心室收缩功能也减弱，易发生心力衰竭与猝死。

9. 心肌病患者平时生活应注意什么

1）休息，避免劳累。

2）避免诱发因素，防寒保暖，增强抵抗力；肥厚型心肌病患者起床或便后站起时动作要慢，避免头部缺血。

3）保证大便通畅，防止便秘。

4）合理饮食。

5）坚持药物治疗。

6）严密注意病情变化，症状加重应立即就诊。